AF315086

DE LA VARIOLE

NOTES RECUEILLIES A CANNES EN 1879

ET

PRÉSENTÉES AU CONGRÈS INTERNATIONAL D'HYGIÈNE

TENU A TURIN EN 1880

Par le Dr BERNARD (de Cannes)

PARIS

A. PARENT, IMPRIMEUR DE LA FACULTÉ DE MÉDECINE
29-31, RUE MONSIEUR-LE-PRINCE, 29-31.

—

1880

DE LA VARIOLE

NOTES RECUEILLIES A CANNES EN 1879

ET

PRÉSENTÉES AU CONGRÈS INTERNATIONAL D'HYGIÈNE

TENU A TURIN EN 1880

Par le Dr BERNARD (de Cannes)

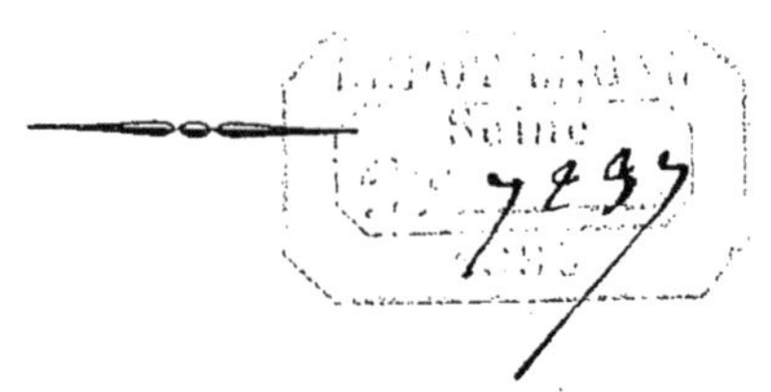

PARIS

A. PARENT, IMPRIMEUR DE LA FACULTÉ DE MÉDECINE

29-31, RUE MONSIEUR-LE-PRINCE, 29-31.

—

1830

DE LA VARIOLE.

Exerçant près de la partie de la ville où la variole semblait avoir établi son quartier général, j'ai pu, en 1879, suivre pas à pas les manifestations de cette maladie à Cannes et acquérir la conviction que la variole n'est jamais due, pour ainsi dire, à une génération spontanée, mais qu'elle se transmet toujours de l'homme malade à l'homme sain. Elle sommeille ou elle voyage souvent mais elle ne disparaît jamais. Cette transmission par contagion est quelquefois difficile à suivre ; j'ai cependant pu remonter à la source de presque tous les cas que j'ai observés. Le 2 mars 1880, par exemple, alors que toute variole semblait avoir cessé à Cannes, je fus appelé à en soigner un cas qui, à première vue, pouvait paraître ne se rattacher à aucun autre ; personne dans la famille, dans la maison ni dans le quartier n'avait eu la variole en 1879 ; la malade, femme de 27 ans, interrogée avec soin, finit par se rappeler qu'elle était allée, une vingtaine de jours avant le début de sa maladie, voir une de ses amies qui habitait un autre quartier et qui avait eu, elle-même, une variole très bénigne au commencement de janvier ; je me rendis chez cette amie et elle ne put pas me dire où elle-même elle avait contracté sa maladie. mais je reconnus la chambre qu'elle occupait pour y avoir, quelque mois avant, vu mourir un Italien de la variole ; les murs de cette chambre n'avaient pas été blanchis depuis cette mort, le sol en avait été à peine lavé et je ne doute pas que la variole que je venais de constater ne vînt de là.

De ce fait que la variole ne s'engendre pas de toutes pièces mais qu'elle provient toujours d'une contagion plus ou moins éloignée, je conclus qu'il en est d'elle comme de la syphilis, et que la science et la civilisation parviendront à la faire disparaître du monde ; le jour où la variole n'existera plus est probablement encore bien loin de nous, mais il arrivera et il est du devoir de tout médecin d'en hâter la venue : 1° en propageant toutes les mesures prophylactiques propres à atteindre ce but et notamment la vaccine ; 2° en combattant la variole, quand elle se déclare, par tous les moyens que lui fournissent sa science et son intelligence ; 3° en faisant connaître le résultat de ses observations, de ses expériences et de ses méditations. C'est, après avoir, en leur temps, employé les autres, ce troisième moyen que je m'efforce aujourd'hui de mettre en pratique.

MARCHE DE LA VARIOLE A CANNES EN 1879.

En janvier et en mai 1879 j'avais déjà observé deux cas isolés de variole ; mais, soit effet du hasard, soit effet de la fraîcheur de la température, ils n'avaient été suivis d'aucun autre.

Au commencement du mois de juin, faisant alors le service de l'hôpital de Cannes, je reçus dans cet établissement un malade venu d'Allemagne avec une variole en pleine éruption ; à son entrée dans nos salles, on séquestra ce malade ; mais l'isolement ne pouvait être complet, vu la disposition de l'hôpital à cette époque. Deux enfants qui vivaient dans la maison, allant et venant, contractèrent successivement la maladie. La salle dans laquelle on enferma ces varioleux faisait face au nord, c'est-à-dire, du côté de la rue, mais toutes les fenêtres en étaient soigneusement fermées et la contagion ne trouva, pour ainsi dire, pas d'issue de ce côté ; les gens de service et les malades eux-mêmes, pendant leur convalescence, allaient se promener dans le jardin de l'hôpital qui est situé au midi, c'est de ce côté que la variole se propagea. L'hôpital de Cannes est orienté au sud et un peu au sud-est ; à quelques mètres de là, et séparée de l'hôpital par des jardins dont les arbres sont très peu élevés, s'étend une ligne de maisons orientée au nord-ouest et faisant, par conséquent, à peu près face à l'hôpital ; c'est le côté est de la rue première du Pré. Cette ligne de maisons se trouve disposée comme à plaisir pour recevoir les émanations de l'hôpital. Lorsque le vent, en effet, souffle vers le nord, vers l'ouest ou directement vers le sud, ces émanations sont transportées dans de vastes jardins où s'élèvent les habitations assez éloignées et suffisamment protégées par la distance et par les arbres qui les entourent, arbres parmi lesquels on remarque surtout de grands et vigoureux eucalyptus. Le vent qui vient du nord-ouest, au contraire, et c'est le plus fréquent ici, arrive, si je puis ainsi parler, en pleine figure sur la rue du Pré après s'être chargé des miasmes de l'hôpital sur lequel il vient de passer. Derrière cette ligne de maisons s'étend, à peu près parallèlement à la rue du Pré, la rue Neuve de l'Eglise dont les maisons orientées de la même façon sont bâties sur un terrain plus élevé et reçoivent à leur tour les miasmes qui ont passé par dessus la rue du Pré. Ces deux rues devaient donc présenter les premiers cas de variole.

Pour ne nous en tenir qu'à la liste des décès qui est officielle, nous y voyons, en effet, du 23 juin au 8 juillet, cinq décès constatés tous dans la rue première du Pré, le 2° le 4° et le 5°, entre autres, constatés par moi-même dans des logements faisant presque exactement face à l'hôpital. Le 6° et le 7° cas se produisent dans la rue Neuve de l'Eglise que nous venons de signaler comme étant à peu près dans les mêmes conditions que la rue du Pré. Son éloignement un peu plus considérable de l'hôpital semblait seulement avoir valu à cette rue de n'être infectée qu'un peu plus tard et peut-être ne l'a-t-elle été que par les varioles de la rue voisine. Je constate le 8° cas dans une maison du boulevard Frémy qui est situé à l'ouest et assez loin de l'hôpital, mais il est présenté

par une petite fille de 7 ans qui a contracté sa maladie dans
un orphelinat situé derrière la rue Neuve de l'Eglise, attendu
que la variole était déjà en pleine période d'incubation chez
cette malade quand ses parents sont allés la réclamer pour la
conduire chez eux. Il en est de même des cas suivants jusqu'au 16ᵉ qui tous se produisent dans ces deux rues ; je dois
cependant en excepter le 12ᵉ cas que je constate chez un enfant de la rue du Marché, située assez loin de l'hôpital, et qui
quelque temps après, donne lieu au 18ᵉ cas que je constate
dans la même rue, chez un autre enfant. Le 10 août je cons-
tatai le 20ᵉ cas dans la rue Rigue, située à peu près au centre
de la ville ; ici la contagion semblait ne s'être pas communi-
quée de proche en proche, mais je pus cependant encore suivre sa trace ; ce cas, en effet, était présenté par un enfant de
6 ans dont j'avais, quelques jours avant, vu le père auprès
d'une de ses compatriotes qui était tombée malade dans une
cantine de la rue du Marché et que j'avais fait entrer à l'hôpital ; le 20ᵉ cas ne tarda pas, du reste, à donner lieu au 24ᵉ et au
25ᵉ qui se produisirent dans la même rue. A partir du 26ᵉ cas
je perds à peu près la piste de la contagion, mais je remarque
dans mon relevé des décès que les 15 morts qui ont suivi
ont eu lieu soit dans le quartier même qui a été le point de
départ de cette épidémie en miniature, soit dans des rues
étroites et sans ventilation de la vieille ville.

Cette simple étude me prouve que, même en temps d'épidémie, la variole ne s'engendre que par la contagion. Elle me
prouve, en outre, que l'aération et la propreté des rues et des
logements sont un excellent moyen prophylactique. Aucun cas
de mort n'a, en effet, été signalé dans les rues de l'ancienne ville
qui, telles qu'une portion de la rue Centrale, le quai, la rue
Mont-Chevalier, sont très aérées, et j'ai pourtant, pour ma
part, soigné une douzaine de varioleux dans ces diverses rues,
Dans une masure située au-dessous du château, par exemple,
mais faisant face à l'est et parfaitement aérée, j'ai vu et soigné

trois enfants qui étaient simultanément atteints de la variole, un seul d'entre eux avait été vacciné et aucun des trois n'est mort.

Le dernier cas de mort est constaté le 15 octobre, à dater de ce jour je n'observe plus aucun cas grave de variole ; la maladie avait cédé aux premiers froids et aux excellentes mesures d'hygiène prises par l'administration municipale. Ces deux raisons sont les seules qui puissent expliquer la cessation de cette petite épidémie. Très peu de personnes, en effet, oubliant l'un des nombreux préjugés qui s'élèvent contre la vaccine, ont consenti à se faire revacciner et à faire vacciner leurs enfants pendant qu'elle existait ; elle a trop peu duré pour qu'on puisse supposer que le poison avait, en se transmettant d'un malade à l'autre, perdu de sa force ; enfin, elle a trop peu étendu son action pour qu'on puisse supposer que tous les individus en réceptivité en avaient subi l'atteinte.

Enumérer et transcrire ici la cinquantaine d'observations que j'ai prises avec le plus grand soin et que j'ai sous les yeux offrirait certainement peu d'intérêt, et il me semble plus convenable de les confondre entre elles et de rapporter les réflexions qu'elles m'ont suggérées en suivant la marche adoptée par les pathologistes dans la description d'une maladie. Je ne prétends pas, du reste, tirer toutes mes conclusions d'un total d'observations qui, si elles ont le modeste mérite d'avoir été consciencieusement étudiées, ont le tort d'être en nombre trop restreint ; mes réflexions sont fondées en même temps sur celles que m'ont fournies ma pratique antérieure et mes services dans les hôpitaux auxquels j'ai été attaché, et les rapporter toutes serait remplir un volume aussi fastidieux qu'inutile.

ÉTIOLOGIE.

La variole, comme toute chose, a eu certainement un début ; mais, bien que les historiens de la médecine la fassent naître en Egypte vers 570 et arriver en France avec les Sarrasins, on peut affirmer que son origine est aussi inconnue que celle de plusieurs autres maladies contagieuses, et nous répétons avec Sydenham, avec Niemeyer, avec Jaccoud, en un mot avec tous les auteurs qui se sont occupés de cette maladie ce que nous avons dit déjà, que la variole ne s'engendre que par la contagion. Mais quel est le véhicule habituel de cette contagion ? Il est probable que les produits halitueux du malade ne jouent dans la transmission de cette maladie qu'un rôle très secondaire et que la variole n'est qu'à un très faible degré douée de transmissibilité diffuse. S'il en était autrement pourquoi la variole serait-elle plus contagieuse au moment de la dessiccation des pustules qu'avant cette période, c'est à-dire qu'au moment où ces produits halitueux sont en plus grande quantité ? Les véhicules de cette contagion sont donc les corpuscules solides qui émanent du corps des varioleux, qui voltigent au loin, qui peuvent être transportés par les objets ou par les personnes qui ont touché ou approché les malades, qui, enfin, s'échappent en plus grande quantité au moment où les pustules s'ouvrent, au moment où les croûtes qui les remplacent se détachent et tombent en poussière. La première conclusion pratique à tirer de ce fait est que c'est surtout pendant la dernière période de la maladie qu'on doit prendre le plus de précautions contre la contagion. Quant à la nature même de ces corpuscules solides ou plutôt du contage qu'ils transportent il ne nous appartient pas de rechercher en quoi elle consiste.

La variole est-elle due à un ferment végétal qui serait, pour ainsi dire, en graines au moment de la dessiccation des pustules, puisque la maladie est plus contagieuse à ce moment-là ? C'est, entre autres, l'opinion de Hallier qui dit avoir trouvé au microscope des spores de champignon micrococcus dans le pus variolique. Est-elle due, au contraire, à un microbe animal ? Ne serait-elle due qu'à un miasme ou plutôt à un virus plus subtil encore que les germes de ferment et comparable au virus, inconnu dans son essence, qui engendre la syphilis ? On serait tenté de le croire en considérant les faits, dont j'ai vu moi-même un exemple assez caractérisé, de fœtus varioleux dans le sein d'une femme épargnée par la maladie ; il peut, en effet, sembler bien extraordinaire qu'un principe animé puisse, sans l'infecter, traverser un organisme pour aller se développer et évoluer dans un autre organisme inclus dans le premier; mais cette manière de voir est combattue par la contagion à distance de la variole, et surtout par ce fait que la propagation de cette maladie est avantageusement ralentie par l'emploi des désinfectants fermenticides.

Le virus variolique, quelle qu'en soit la nature, n'est pas détruit par la dessiccation, il adhère aux objets et il conserve longtemps son activité. C'est, entre autres faits, ce que nous prouve celui que je cite au début de cette étude. Un homme a la variole dans une chambre ; les corpuscules infectants qui émanent de son corps se déposent sur les murailles et ils conservent encore assez de vitalité pour engendrer la variole chez une personne qui vient plusieurs mois après habiter la même chambre.

La transmission ne se fait pas seulement d'un varioleux à un homme sain, elle peut encore provenir d'un malade atteint d'une simple varioloïde.

J'ai observé au moins deux cas parfaitement caractérisés de ce mode de transmission, exemples qui prouvent surabondamment que le virus de la varioloïde est identique à celui de la variole, qu'il n'y a entre ces deux manifestations de ce virus qu'une différence de degrés.

Parmi les causes secondaires qui m'ont semblé prédisposer
le plus à la contagion il en est trois dont j'ai surtout remarqué chez mes malades la fâcheuse influence ; ce sont :

1° Le jeune âge. Dans une liste de 37 cas de mort par variole déclarée ici en juillet, en août et en septembre 1879, je
vois 15 enfants âgés de 0 à 2 ans et 9 enfants âgés de 2 à 10
ans, ce qui donne un total de 24 enfants et une proportion
de 2 enfants sur 3 décès ; il est donc mort deux fois plus
d'enfants que de grandes personnes.

Il est probable que cette disproportion est due en grande
partie à ce que les personnes d'un âge plus avancé sont vaccinées en plus grand nombre que ne le sont les enfants, mais
il n'en demeure pas moins vrai que les jeunes sujets sont
doués d'une réceptivité plus grande. Les treize cas qui restent sur ma liste des décès ont, en effet, frappé des personnes qui n'étaient, en moyenne, âgées que de 20 ans et deux
seulement d'entre elles avaient dépassé l'une la trentaine,
l'autre la quarantaine. Il y a, en outre, une preuve que j'ai
remarquée de cette susceptibilité plus grande du jeune âge :
c'est que lorsqu'un cas se montrait dans une famille dont aucun
membre n'avait été vacciné (et elles sont malheureusement
nombreuses ici, surtout chez les Italiens parmi lesquels je
m'efforce principalement de propager la vaccine), les plus
jeunes membres de cette famille contractaient presque certainement la variole, tandis que les membres plus âgés échappaient à la contagion.

2° La faiblesse de la constitution, les mauvaises conditions
hygiéniques, les excès de toute sorte, les fatigues, causes qui,
toutes, diminuent la vitalité du sang et, par suite, sa résistance à l'action infectante du virus.

3° La peur même de la contagion. Sous l'influence de la
peur, en effet, les digestions se font mal, les sujets perdent
le sommeil, l'appétit et les forces, et cette cause rentre dès
lors, comme effet, dans la catégorie des causes mentionnées

au paragraphe précédent. Un des principaux effets de la peur est, de plus, un refroidissement rapide du sang ; un expérimentateur a vu, sous l'empire de la frayeur, la température axillaire descendre à 33,75 ; ce sang refroidi est probablement plus apte à recevoir les germes morbides et ainsi pourraient s'expliquer les faits des personnes contractant la variole au moment même où la vue d'un varioleux leur inspire une vive terreur. Deux exemples surtout de ce genre ont frappé mon attention : dans l'un c'est une femme à mon service qui fut atteinte des premiers symptômes de la variole le lendemain d'un jour où elle avait très souvent, mais toujours en tremblant, ouvert la porte à des personnes qui venaient m'appeler et qu'elle savait être les parents d'un enfant atteint de variole confluente ; dans l'autre c'est un fonctionnaire qui, en tournée de service dans un hôpital militaire, traversa en courant et le mouchoir sur la bouche une salle où se trouvaient quelques varioleux, dont la découverte imprévue lui avait causé une véritable panique, et qui fut quelques jours après emporté par une variole dont l'invasion première s'était manifestée le soir même de cette malheureuse corvée.

Je pourrais ajouter à ces causes prédisposantes le défaut de propreté des personnes et des habitations. Sauf quelques rares exceptions, tous les cas que j'ai observés ont eu pour victimes des personnes malpropres, entassées dans des logis mal tenus, souvent dans des taudis infects, et l'influence de cette cause prédisposante se conçoit sans peine, si on considère que ces personnes laissent séjourner sur leurs corps tous les immodices qu'y dépose l'atmosphère, et que c'est par cette voie que les corpuscules émanés de l'épiderme de varioleux transportent le contage variolique.

Je ne nomme que pour mémoire la non-vaccination, qui de toutes les causes prédisposantes est encore la plus active et la plus dangereuse.

SYMPTÔMES.

Invasion. — La durée de l'incubation de la variole est d'après Helmke de 11 à 14 jours ; les malades ne venant appeler le médecin que lorsque les prodromes prennent une certaine gravité, il est fort difficile de contrôler ce chiffre ; j'ai vu cependant quelques varioleux chez qui les premiers symptômes ne se montraient que vingt ou vingt-cinq jours après qu'ils s'étaient exposés à la contagion ; d'autres, au contraire, comme ceux que j'ai cités à propos de l'influence de la peur, chez qui ces premiers symptômes semblaient éclater quelques heures après l'imprégnation ; on ne peut donc dire qu'une chose : c'est que la durée de l'incubation de la variole est très variable et qu'une personne qui s'est exposée à la contagion ne peut guère qu'un mois après être bien sûre qu'elle n'a pas été infectée.

Je n'ai jamais constaté au début de mes cas le frisson initial cité par les auteurs et, de tous mes malades interrogés avec soin sur ce point, aucun ne s'est rappelé l'avoir éprouvé ; c'est donc là un symptôme sans aucune valeur diagnostique n'ayant pas toute l'importance qu'on lui attribue.

Les phénomènes qui appelaient les premiers l'attention des malades étaient le malaise, une fatigue insurmontable, une inappétence considérable, des nausées qui ne sont pourtant jamais allées jusqu'au vomissement, enfin un état saburral très marqué de la langue. Tous ces symptômes, s'accompagnant d'état fébrile, étaient très accentués et à première vue le médecin pensait plutôt à une affection aiguë des organes digestifs qu'à une fièvre éruptive.

La rachialgie a été très rare comme symptôme initial ; je ne l'ai constatée que deux ou trois fois et encore les malades ne l'accusaient-ils que parce que j'appelais leur attention sur elle ; le rôle pathognomonique que les auteurs font jouer à cette douleur m'a même plus d'une fois induit en erreur et m'a fait annoncer une variole chez des malades qui la présentaient à un très haut degré, et qui finissaient par n'être atteints que d'un état muqueux peu grave ou même d'une simple courbature avec complication de symptômes gastriques.

J'ai constaté plus souvent de vives douleurs courbaturales siégeant dans les membres inférieurs et des douleurs dans la poitrine avec sentiment de constriction de la cavité thoracique ; sauf un, tous les malades chez qui ces symptômes ont été bien caractérisés ont succombé à une variole maligne.

Aucun de mes malades n'a eu de délire au début; la plupart en ont présenté à la fin ou dans le cours de la maladie, quelle qu'en ait été la terminaison.

Les épistaxis, que les auteurs signalent comme un symptôme très rare, ont au contraire été très fréquents chez mes malades, surtout chez les enfants. Dans deux cas même ils ont été assez abondants pour menacer l'existence et pour nécessiter l'emploi d'un moyen dont je parlerai à propos du traitement.

Chez presque tous mes malades j'ai noté la présence d'un rash hyperémique dont les taches avait l'aspect de la rougeole au début; ces taches pâlissaient sous la pression du doigt et elles avaient pour siège de prédilection le pli de l'aine, la face interne des avant-bras et la face dorsale des mains; précieux au point de vue du diagnostic ces signes ne m'ont pourtant donné jamais beaucoup d'indications sur la marche probable de la maladie.

Cette période d'invasion durait chez mes malades de deux à dix jours.

Eruption. — L'éruption, comme je viens de le dire, se faisait à une époque très variable et elle était loin de présenter la précision décrite par les pathologistes, c'est-à-dire le passage des macules aux papules, des papules aux vésicules et des vésicules aux pustules ou, du moins, si elle suivait cette marche, elle la suivait si rapidement qu'on pouvait croire qu'elle débutait d'emblée par les vésicules. Les premières manifestations éruptives ont eu presque toujours pour siège les poignets et les mains. L'éruption m'a présenté des spécimens des diverses formes décrites en médecine, excepté la forme en corymbe; dans les cas graves la forme cohérente a été la plus fréquente.

Les éruptions sur les muqueuses ont été relativement assez rares, aussi n'ai-je eu à enregistrer aucun cas de cécité après la guérison; je n'ai eu, non plus, même après la guérison des varioles les plus confluentes, aucun exemple de ces cicatrices hideuses qui défigurent les malades.

Chez quelques-uns de mes sujets les vésicules se remplissaient d'un sang noir dès le début, et c'était là un signe du plus fâcheux augure; tous ceux qui le présentaient mouraient. J'ai vu cependant quelques exceptions à cette règle, chez un enfant de 10 ans, par exemple, et chez une femme de 30 ans. Ces deux malades, pour ne citer que ceux-là, avaient le lendemain même de l'éruption présenté sur les poignets et sur la ace des vésicules qui, avant même d'avoir pris la forme pustuleuse, étaient fortement colorées en noir bleuâtre par un épanchement sanguin. Quelques heures après l'apparition de ce signe fâcheux ils avaient été pris, l'enfant d'une épistaxis que rien ne pouvait arrêter, et la femme d'une métrorrhagie assez abondante pour me faire songer au tamponnement vaginal. Chez ces deux sujets, chez l'enfant surtout, la variole fut des plus graves, mais tous deux guérirent parfaitement. Ces hémorrhagies, loin de leur être funestes, leur avaientelles, au contraire, été utiles? On pourrait le supposer, et dès lors se demander si des saignées abondantes ne pourraient pas être considérées comme un moyen thérapeutique à tenter au début de ces varioles hémorrhagiques qui sont presque nécessairement mortelles.

La période d'éruption, pendant laquelle la fièvre était, en général, peu considérable, avait une durée moyenne de six jours depuis l'apparition des premières macules jusqu'au complet développement des pustules.

Maturation. — Vers le sixième jour de l'éruption le contenu des pustules se troublait fortement et ne tardait pas à se transformer en pus ; la période de maturation commençait alors pour durer dix jours en moyenne. La seule particularité qu'ait semblé me montrer cette période c'est qu'elle commençait ordinairement par la face, bien que les boutons que portait cette région ne se fussent pas montrés les premiers. Chez plusieurs de mes malades la suppuration s'accompagnait d'un gonflement énorme des mains et de la figure ; la plupart d'entre eux guérissait cependant après avoir présenté cet œdème. Ce temps de la maladie était celui où la fièvre atteignait son maximum d'intensité ; j'ai vu la température axillaire s'élever alors jusqu'à 42° et même jusqu'à 42,5, tandis que chez presque tous les malades le pouls oscillait dans le même temps entre 120 et 150 pulsations ; les malades chez qui la température montait à de pareilles hauteurs étaient atteints de varioles fortement confluentes et mouraient dans un collapsus profond.

Dessiccation. — Cette dernière période, qui durait environ une quinzaine de jours, présentait encore moins de particularités que la précédente, et suivait une marche parfaitement régulière. Le seul point qui ait appelé mon attention c'est l'absence souvent complète d'ombilication dans les pustules ; chez un grand nombre de mes malades les boutons, ou au moins une partie des boutons, évoluaient parfaitement jusqu'à la cicatrisation sans avoir présenté cette dépression qui me semble n'avoir absolument rien de pathognomonique ; j'ai vu souvent, du reste, l'ombilication parfaitement caractérisée dans certaines éruptions qui n'ont rien de commun avec la variole, comme dans l'acné varioliforme, par exemple, et

surtout dans les boutons auxquels donne lieu l'application de
la pommade émétisée. Lorsqu'elle se montrait elle m'a paru
n'être due qu'à ce que le desséchement de la croûte commençait par le centre de la pustule, c'est-à-dire par la partie
de cette pustule qui, correspondant à la vésicule initiale, était
la plus ancienne et devait se transformer la première; si,
comme on le dit d'habitude, l'ombilication était due à la présence d'un poil traversant le bouton (ce que j'ai cependant
observé souvent et sur des boutons occupant l'orifice des
glandes pilifères) ou, comme on le dit encore, si elle était
due à des adhérences existant entre le derme et l'épiderme,
elle apparaîtrait surtout au moment où la pustule serait gonflée et distendue par la sérosité purulente et elle n'attendrait
pas pour se caractériser le moment où la pustule commence
à s'affaisser. Quant à l'ombilication de la pustule vaccinale,
je l'ai observée des centaines de fois et je peux affirmer
qu'elle n'est que l'effet de la piqûre de la lancette ou de
l'aiguille.

DIAGNOSTIC.

Le diagnostic, dans cette petite épidémie, n'a présenté
quelque difficulté qu'au commencement du mois de juillet et
à la fin du mois de septembre, c'est-à-dire au commencement et à la fin de l'épidémie elle-même.

Au commencement, ainsi que je l'ai déjà dit à propos
de l'invasion, les malades présentaient presque tous une
faiblesse considérable durant pendant plusieurs jours,
des douleurs vagues dans les reins mais n'allant pas
jusqu'à la rachialgie des auteurs, la langue couverte d'un
enduit jaunâtre, des douleurs assez vives à l'épigastre, des
douleurs et même de la congestion de la région hépatique,
des envies de vomir, de la constipation ou de la diarrhée, et
la maladie était souvent prise, à son début, pour un état in-
flammatoire aigu du tube intestinal.

A la fin de l'épidémie les malades présentaient les mêmes symptômes, mais, chez plusieurs, il s'y ajouta des épistaxis, des enduits fuligineux sur les dents et sur la langue, des gargouillements et des douleurs dans la fosse iliaque droite, enfin une rémission matinale parfaitement marquée dans l'appareil fébrile. Le diagnostic devait donc être celui d'une fièvre typhoïde jusqu'au jour où l'apparition des signes pathognomoniques de la variole venaient le faire changer.

J'observai encore, dans le courant du mois d'août, trois ou quatre malades chez lesquels il fut difficile de dire à l'apparition de la maladie si on allait avoir affaire à une variole ou à une fièvre scarlatine ; chez un enfant de 2 ans, en particulier, que je traitai dans une villa assez éloignée de la ville, l'éruption variolique se réduisit à l'apparition de quelques boutons et les signes de la scarlatine persistèrent pendant toute la durée de la maladie. Ces varioles scarlatiniformes, si je puis ainsi les appeler, ne présentèrent, du reste, aucune gravité.

PRONOSTIC.

Il est inutile de dire que la variole est une maladie d'une gravité extrême puisque nous pouvons compter environ un mort sur quatre malades, mais c'est à peu près tout ce qu'on peut affirmer. Les signes présentés par les auteurs comme permettant de préjuger toute la gravité d'un cas donné sont loin d'avoir eu, dans ceux que nous avons observés, toute la précision qu'on pourrait leur supposer ; Trousseau et Sydenham disent, par exemple, que l'éruption qui ne se montre que vers le quatrième jour est bénigne : il n'en a pas été ainsi chez nos malades et nous en avons vu plusieurs chez qui l'éruption, bien que n'ayant commencé à se former que huit ou dix jours après le début, a été confluente et a entraîné la mort.

L'épistaxis du début se montre aussi bien dans les varioles

bénignes que dans les varioles les plus graves, et elle ne me
paraît pas avoir une bien grande valeur au point de vue du
pronostic.

Je ne peux pas être aussi explicite à propos du rash hémor-
rhagique, mais j'ai observé quelques malades chez qui ce
signe s'est montré d'une façon incontestable à la face interne
des cuisses et ces malades ont parfaitement guéri.

La forme discrète de l'éruption n'a pas été non plus une
garantie certaine de guérison, puisque j'ai vu des malades
qui la présentaient et qui sont morts, bien que l'éruption n'ait
pas avorté.

J'ai, parmi mes cas de guérison, vu un certain nombre de
malades chez qui le délire a persisté pendant toute la durée
de la maladie; ce délire n'était certainement pas un délire
alcoolique puisqu'il était présenté par des enfants peu âgés;
je l'ai vu acquérir une intensité extrême et, bien que d'une
gravité excessive comme élément de pronostic, il n'a pas
toujours annoncé la mort.

Le gonflement de la face au moment de la suppuration,
caractère qui passe pour être du plus fâcheux augure, s'est
plusieurs fois présenté à mon observation et a plusieurs fois
aussi été suivi de guérison. Les hémorrhagies d'emblée,
quoique d'un pronostic très grave, ne sont pas un signe
nécessairement mortel, ainsi que pourraient le faire croire
les théories de la paralysie globulaire et des steatoses qui
suivent cette paralysie, modifications organiques dont les
hémorrhagies semblent être la première manifestation. J'ai
vu, en effet, guérir des malades chez qui il y avait eu non
seulement des pertes utérines et des épistaxis abondantes
qu'on pourrait attribuer à la fièvre seule, mais encore une
extravasation sanguine très prononcée dans les pustules et
de nombreuses taches de purpura, de couleur lie de vin,
plates et ne s'effaçant pas à la pression comme le font les
taches du rash. J'ai même déjà dit que, dans deux cas au

moins, ces hémorrhagies m'avaient semblé apporter une modification favorable à la marche de la maladie.

Mais à côté de tous ces signes douteux il en est qui m'ont paru être d'une signification beaucoup plus sûre et beaucoup plus grave.

C'est ainsi que des douleurs vives dans les jambes et dans la poitrine m'ont presque toujours annoncé une variole maligne et mortelle ; que, sauf pour les deux sujets chez qui il a été suivi d'une hémorrhagie abondante, l'épanchement du sang dans les pustules à leur début a toujours été suivi de mort ; enfin qu'une élévation extrême de la température a toujours été chez mes sujets un signe du plus fâcheux augure. J'ai déjà signalé le jeune âge et la débilité comme un élément de pronostic très grave dans tous les cas que j'ai été appelé à suivre.

TERMINAISON.

J'ai observé, soit dans la petite épidémie qui fait l'objet de ce travail, soit dans mes observations antérieures, quelques cas de mort par néphrite interstitielle, les urines ayant présenté de l'albumine à l'analyse ; d'autres par pneumonie parfaitement constatée; d'autres par encéphalite par répercussion s'accompagnant de troubles cérébraux qui l'emportaient en importance sur tous les autres symptômes ; d'autres beaucoup plus rares par des dysentéries qu'on pouvait attribuer, soit à la phlogose du tube intestinal, soit à une éruption interne se faisant sur la muqueuse intestinale ; d'autres, enfin, par paralysie cardiaque ou par myocardite due, comme le dit M. Huchard, aux propriétés phlogogènes du virus variolique sur le système musculaire, mais la grande majorité des décès doit être attribuée à l'asphyxie cutanée et à la septicémie.

L'asphyxie cutanée peut être invoquée et n'a pas besoin d'explication dans les cas où toute la surface du corps, envahie par l'éruption, se couvre d'une vaste croûte formant une cuirasse imperméable non seulement à l'oxygène venant de l'extérieur, mais encore, ce qui est beaucoup plus grave, à l'acide carbonique formé dans l'orgarnisme et qui, ne pouvant plus être exhalé que par la muqueuse pulmonaire, s'accumule peu à peu dans la masse du sang. Il n'en est plus de même quand une portion seulement de l'enveloppe cutanée est envahie par l'éruption ; on ne peut, dans ce cas, expliquer l'asphyxie qu'en supposant que les globules rouges déformés, empoisonnés par le virus variolique ne sont pas susceptibles d'obéir aux lois de l'hématose.

Quant à la septicémie c'est certainement la cause de mort la plus fréquente ; on n'a qu'à songer aux dangers immenses auxquels la suppuration exposait les opérés avant l'application du procédé de Lister pour s'en rendre compte ; nous avons vu des malades chez qui de vastes croûtes cachaient de larges foyers de suppuration, de véritables lacs de pus dont le fond était constitué par le derme ulcéré : comment les ferments de cette abondante suppuration ne traverseraient-ils pas la peau pour pénétrer dans le torrent circulatoire et y engendrer tous les phénomènes de l'empoisonnement septicémique ? On ne peut s'étonner que d'une chose, c'est que les microbes infectieux n'exercent pas plus de ravages chez les varioleux, qu'ils n'y produisent pas plus souvent cette putréfaction du sang qui doit leur être fatale ; deux raisons pourraient être données pour expliquer cette nocivité moindre des germes atmosphériques chez les malades qui nous occupent : la première c'est que les foyers de suppuration des varioleux ne sont pas, comme ceux des opérés, situés dans la profondeur des tissus et que le derme sur lequel ils siègent joue, pour ainsi dire, le rôle d'un protective placé sous la plaie au lieu de l'être au-dessus ; la seconde, c'est que le seul pansement qui recouvre les plaies varioliques est la croûte qui s'y forme, que ce pansement soulevé et crevassé de tous côtés ne compte presque pas et que, dit M. Lucas-Championnière, la présence de l'air libre fréquemment renouvelé sur une surface dénudée favorise très peu la formation des microbes.

Chez la plupart des varioleux qui sont morts sous mes yeux aucune cause organique ne pouvait expliquer la mort, chez quelques-uns d'entre eux, dont j'ai, à l'époque de mes études médicales, vu faire l'autopsie, on ne trouvait dans les organes aucune modification incompatible avec la vie, et j'ai acquis la conviction que, dans ces cas comme dans beaucoup d'autres, la septicémie seule doit être accusée.

COMPLICATIONS.

Les particularités que j'ai à ranger sous ce titre ne sont pas nombreuses, elles se réduisent à :

1° Un cas de pneumonie consécutive ayant débuté pendant la variole, mais n'ayant parfaitement évolué qu'alors que celle-ci était presque tout à fait guérie et ayant, une vingtaine de jours après, entraîné la mort du malade.

2° Deux cas d'épanchement de sérosité dans la tunique vaginale, épanchement qui donna lieu chez mes deux malades à un hydrocèle qui ne présenta aucune gravité et qui se résorba spontanément pendant la convalescence.

3° Un épanchement du même genre qui chez une petite fille de 8 ans se fit dans la synoviale du genou ; cette collection liquide débuta par de vives douleurs vers le troisième jour après l'éruption ; elle persista encore fort longtemps après la variole et devint une véritable hydarthrose qu'il fallut pendant plusieurs mois traiter par des moyens appropriés.

4° La formation chez deux enfants qui n'avaient eu que la varioloïde de croûtes siégeant surtout sur le dos et sur les membres inférieurs et présentant un aspect tout à fait insolite ; ces croûtes noires, très épaisses, très élevées au-dessus du niveau de la peau présentaient l'aspect de véritables croûtes de rupia et laissaient, en tombant, de profondes ulcérations qui résistèrent très longtemps aux topiques les plus divers, et n'arrivèrent à la cicatrisation que sous l'influence excitante de pansements à l'alcoolature d'eucalyptus étendue.

La complication que j'ai rencontrée le plus souvent consistait dans la formation de furoncles et d'abcès multiples après la variole. Bien que quelquefois ces abcès et ces furoncles sous-cutanés aient été très nombreux, je ne les ai jamais vus produire la mort. Quant à la cause de ces abcès je ne crois pas, comme certains auteurs l'ont affirmé, qu'elle consiste dans l'existence des croûtes et dans l'irritation produite par la pénétration dans la peau des cristaux de cholestérine que ces croûtes renfermait; j'ai vu souvent, en effet, ces collections purulentes se former sur des points du corps où aucune croûte ne s'était montrée et je crois plutôt, avec Hensler, qu'elles sont dues à une dernière suppuration supplémentaire de la première.

TRAITEMENT.

Les moyens qu'on a dirigés contre les varioles sont très nombreux; je ne les passerai pas en revue et je ne ferai que signaler ceux qui m'ont donné les meilleurs résultats.

Et d'abord le malade doit être tenu dans une chambre parfaitement aérée et chauffée seulement à 17° ou 18°.

Je commence par cette règle d'hygiène, parce que j'ai vu de quelle utilité était l'aération contre la variole, et parce que c'est la règle de conduite que j'ai toujours eu le plus de peine à faire respecter; on tient d'usage toutes les ouvertures des chambres hermétiquement fermées, on écrase les malades sous un amoncellement de lourdes couvertures, on pousse même la peur du refroidissement jusqu'à ne changer les draps de lit qu'à la fin de la maladie, et il suffit de signaler ces pratiques déplorables pour montrer à quel danger la viciation de l'atmosphère qui en résulte peut exposer les malheureux varioleux qui sont déjà soumis à d'assez nombreuses causes d'empoisonnement.

La meilleure tisane à employer au début est une infusion de fleurs de violettes qu'on ne doit pas donner trop chaude et dont les propriétés diaphorétiques peuvent être utiles. Quand l'éruption est achevée et que le malade est tourmenté par la soif on peut avantageusement remplacer cette boisson par la limonade citrique.

Les lavements émollients et laxatifs qu'on donne souvent au début et même dans le cours de la maladie nous semblent avoir toujours donné les plus mauvais résultats. Les malades à qui on n'en donnait pas ne s'en trouvaient pas plus mal, et ils supportaient sans accidents notables la constipation qui se montre souvent dans les deux premiers stades de la variole ; dans plusieurs cas, au contraire, ils m'ont paru avoir eu les plus fâcheuses conséquences et je pense qu'on doit absolument les proscrire de la thérapeutique de la variole. On les remplacera avec avantage par un purgatif léger (eau des Pullna ou d'Hunyadi-Janos) administré au début de la maladie, surtout quand ce début s'accompagne d'état saburral et de symptômes gastriques fortement accusés.

L'hémorrhagie nasale, si fréquente au début, ne réclame en général aucun traitement. J'ai pourtant deux fois été forcé de pratiquer le tamponnement chez des enfants. Tous les médecins savent de quelle difficulté est la manœuvre de la sonde de Belloc ; chez ces malades, il me fut impossible de m'en servir et j'employai un procédé que sa simplicité met, pour ainsi dire, à la portée de tout le monde. Quoique la description de cette simple manœuvre ne rentre pas précisément dans mon sujet, elle m'a cependant été si utile que je crois devoir la rapporter ici. Voici donc quelle fut ma conduite : je pris un tube de verre long de 7 ou 8 centimètres et, au moyen d'un fil, j'attachai à l'une de ses extrémités une de ces petites vessies en caoutchouc qu'on adapte aux trompettes en bois que les bazars vendent pour les enfants ; j'introduisis le tube dans la narine en faisant naturellement entrer la première l'extrémité garnie de la vessie, et quand elle fut parvenue à l'ouverture postérieure des fosses nasales, je gonflai la vessie avec la bouche comme on gonfle une bulle de savon au bout d'une paille ; cette vessie se développa assez pour obturer complètement l'ouverture buccale de la narine ; je retirai alors le tube de mes lèvres en le fermant rapidement avec mon doigt d'abord, puis avec un petit bouchon préparé d'avance et je laissai en place le tube et la vessie gonflée ; quant à l'ouverture antérieure de la narine je l'obturai tout simplement avec du coton. La première fois je laissai ce petit appareil en place pendant vingt-quatre heures ; la présence du tube dans la narine n'eut rien de bien gênant et, en tout cas, elle fut toujours moins pénible que le passage sur le voile du palais et à travers la bouche du ressort de montre de la sonde de Belloc. La vessie en caoutchouc, de son côté, se moula parfaitement sur l'orifice postérieur des fosses nasales et eut l'avantage, grâce à sa souplesse, d'être beaucoup mieux supportée et beaucoup moins irritante que le tampon de charpie. Quand je voulus retirer l'appareil je n'eus qu'à déboucher le tube de verre, la vessie se vida et s'affaissa sur elle-même et je la fis sortir de la narine aussi facilement qu'elle y était entrée. Une seule difficulté, mais presque insignifiante, se présenta : c'est qu'en enfonçant le tube, la vessie vide se renversait en arrière et ne se dégageait que difficilement à l'orifice postérieur du nez; aussi la seconde fois que je pratiquai cette petite opération eus-je le soin d'introduire dans le tube un mandrin qui, poussé jusqu'au fond de la vessie, la maintint en place et lui permit d'arriver directement à l'endroit où elle devait se dilater. Je pensai même à perfectionner ce procédé et je construisis grossièrement un appareil composé d'un tube ouvert à ses deux bouts,

présentant d'une extrémité à l'autre une fente large d'un demi-
centimètre à peu près, enfin armé d'un mandrin comme le
spéculum vaginal plein ; ce tube devait me servir de conducteur, je devais l'introduire dans la narine et, quand il serait
en place, en retirer le mandrin et y faire pénétrer le tube garni
de vessie qui cheminait ainsi plus facilement et sans obstacle
jusqu'au fond du nez ; ce second tube était, à son extrémité
libre, armé d'un robinet, et quand il était placé je retirais le
tube conducteur en faisant glisser à travers sa fente le robinet
du tube à vessie. Mais la description détaillée de ce petit
instrument, infiniment supérieur à la sonde classique, m'è-
carterait trop de mon sujet que j'ai déjà trop oublié et je me
hâte de revenir à la variole.

La fièvre du début et la fièvre de suppuration de cette maladie sont très efficacement combattues par des doses conve-
nables de sulfate de quinine. Contre la fièvre de suppuration
j'ai plusieurs fois, avec avantage, associé la quinine à l'alcoolature d'aconit que je donnais à la dose de 4 à 8 gr. et j'ai
toujours vu, sous l'influence de cette combinaison, la fréquence
du pouls diminuer et la fièvre baisser d'une manière notable.

Contre l'excitation et le délire actif de la période d'invasion
le médicament hyposthénisant qui m'a paru devoir rendre le
plus de services est le chloral que j'administrais de préférence
dans des quarts de lavements. Les lavements donnés ainsi
sous un très petit volume étaient ordinairement gardés en
entier, ils n'avaient pas les inconvénients des lavements
laxatifs dont j'ai parlé plus haut, et ils constituent un moyen
très pratique, surtout chez les enfants, d'administer le chloral
à la dose de 1 à 4 grammes.

J'ai plusieurs fois, comme diaphorétique, ordonné l'acé-
tate d'ammoniaque jusqu'à la dose de 10 grammes par jour
et que, dans les cas d'excitation, j'associais volontiers à l'extrait thébaïque, mais le médicament que j'ai le plus employé dans le but d'obtenir la diaphorèse est le jaborandi.

Je le faisais prendre en infusions chaudes de 3 à 5 grammes
de feuilles concassées pour une tasse d'eau bouillante. Le
jaborandi n'a jamais été, que je sache, employé dans la variole et je le crois cependant appelé à y être très utile. Dans
toutes les pyrexies, en effet, les analyses du sang ont montré
qu'il s'y accumule une quantité considérable de matières
extractives, et dans la variole le sang, déjà en partie empoi-
sonné par le virus variolique, est plus encore que dans les
autres fièvres rendu impropre aux fonctions nutritives par
cette accumulation ; il y a donc tout avantage à en débarras-
ser l'économie, et c'est en grande partie par les sueurs qu'on
doit chercher à la diminuer ; le jaborandi qui est, après son
alcaloïde, le sudorifique le plus actif que nous ayons à notre
disposition doit donc être tout puissant pour aider à cette
épuration de la masse sanguine. La variole s'accompagne,
en outre, souvent, même en l'absence de pustules buccales,
d'une abondante salivation qu'on regarde comme très utile,
et comme compensatrice de la transpiration cutanée presque
annihilée. Or le jaborandi a encore la propriété d'être un
puissant sialagogue, et il peut, comme tel, aider fortement à
cette compensation en même temps que favoriser l'expulsion
par les glandes salivaires des matériaux nuisibles qui sont
contenus dans le sang et dont nous venons de parler. Il est
une troisième voie par laquelle on doit chercher à favoriser
l'élimination des produits morbides, c'est la voie rénale.
Sydenham recommandait, dans ce but, l'emploi du nitrate de
potasse, et je me suis souvent très bien trouvé de la prépa-
ration suivante : Faire infuser dans une tasse d'eau bouillante
2 grammes de feuilles de jaborandi, sucrer, aromatiser et
faire dissoudre dans cette infusion 1 gramme de nitrate de
potasse. Renouveler l'administration de cette tisane trois ou
quatre fois dans les vingt-quatre heures. Enfin, outre ses propriétés d'entretenir les fonctions de la peau, c'est-à-dire l'hématose cutanée et la tranpiration, le jaborandi favorise encore

le gonflement du derme, et il donne lieu à une légère phlegmasie cutanée qui peut dans la variole jouer un rôle précieux,
comme révulsive des phlegmasies internes. Nous pourrions
encore nous demander si l'évaporation de la sueur à la surface du corps n'y produit pas une réfrigération utile. On sait,
en effet, que Niemeyer a préconisé dans la variole l'emploi
des lotions tièdes ou même froides; un médecin qui, dans
nos pays, tenterait d'employer de semblables moyens serait
taxé de folie et accusé de meurtre, mais il n'en est pas moins
acquis à la science que ces lotions peuvent rendre de très
grands services. Le jaborandi en favorisant puissamment la
sueur n'agirait-il pas un peu aussi comme réfrigérant? En
résumé : diaphorèse abondante, sécrétion salivaire augmen-
tée, légère phlegmasie du derme, diurèse et peut-être légère
réfrigération, tels sont les avantages que nous a donnés le
jaborandi et qui me semblent marquer sa place dans le traitement de la variole. J'ai souvent dans la période éruptive, et
selon les indications de Jaccoud, administré avec succès les
toniques, et notamment l'extrait de quinquina. La diète doit
cependant, dans cette période comme dans les autres, être
toujours gardée avec une scrupuleuse sévérité!

Dans la période de suppuration le médicament que j'ai
employé avec le plus d'intérêt, et je crois avec le plus de succès, est l'acide phénique. Je l'ai, alternant avec l'aconit, donné
en potion à la dose de 1 à 2 grammes pour 1,000 grammes
d'eau; je l'ai employé dans le but de détruire la mauvaise
odeur en lotion à la dose de 5 grammes pour 1,000 grammes,
mais le mode d'emploi qui m'a paru devoir être le plus avan-
tageux est la pulvérisation. M'inspirant des théories mo-
dernes sur la septicémie, j'ai avec conviction et avec persé-
rance, chez plusieurs de mes malades, employé ce procédé en
me servant d'une solution de 5 0/0. Pour trois au moins de
ces malades qui étaient atteints d'une variole confluente,
chez qui la fièvre de suppuration était très intense et qui

n'ont pas succombé, je serais fortement tenté d'attribuer la guérison à ces manœuvres antiseptiques. Chez ces malades j'ai continué l'emploi des pulvérisations phéniquées pendant la période de dessication, et j'ai remarqué qu'elles calmaient considérablement les démangeaisons insupportables dont les malades se plaignaient.

Si j'ajoute à cette courte notice l'usage des collutoires au borate de soude contre les ulcérations buccales et l'emploi de cataplasmes d'amidon cuit pour faire tomber les croûtes et empêcher ainsi les ulcérations et les cicatrices qui leur succèdent, j'aurai signalé tout ce que j'ai remarqué et fait de particulier dans le traitement de la maladie qui nous occupe.

PROPHYLAXIE.

Mes observations ne me fournissent que peu de choses sur ce point qui est à l'ordre du jour en ce moment-ci, et qu'on a tant et si bien étudié depuis quelque temps. Je ne ferais que répéter ce qu'on lit partout, en disant que le moyen le plus sûr de se mettre à l'abri de la contagion est de quitter le pays où règne l'épidémie ; qu'on doit surtout la craindre quand on s'approche de malades qui en sont à la période de dessication ; qu'on doit vis-à-vis des malades atteints de simples varioloïdes prendre presque autant de précautions que vis-à-vis des varioleux puisqu'il n'y a entre la variole et la varioloïde qu'une différence de degré d'activité et qu'un malade atteint de varioloïde peut très bien donner la variole ; qu'on doit veiller surtout à la propreté des rues, des maisons et des gens, puisque nous avons vu que la variole frappe surtout cette partie de la population qui néglige les règles les plus élémentaires de l'hygiène ; qu'on doit surtout écarter les enfants des malades puisque, plus que les adultes, ils sont aptes à la contagion ; qu'il faut en temps d'épidémie recommander le repos, les toniques, la bonne nourriture, en un mot, tout ce qui peut fortifier la santé, puisque les personnes faibles et maladives sont plus facilement atteintes que les autres ; enfin qu'il faut, chez les personnes pusillanimes, employer même des moyens illusoires contre la peur de la variole, puisque ce sentiment est une cause prédisposante des plus actives.

Le voisinage des hôpitaux constitue pour une ville un danger très grand et constant ; ils devraient donc toujours, et surtout, quand ils sont destinés à recevoir les varioleux, être situés aussi loin que possible des centres de population, et si, malheureusement, ils en sont rapprochés, comme l'est celui de Cannes, ils devraient au moins en être séparés par des obstacles matériels ; les obstacles les plus commodes à établir, du moins dans notre région, et en même temps ceux qui me sembleraient devoir être les p'us utiles, consisteraient en épais rideaux d'eucalyptus ; la rapidité avec laquelle se développent ces arbres, les propriétés désinfectantes bien constatées de leur essence les prédestinent à la formation de ces sortes de remparts. Le transport des varioleux de leur domicile à l'hôpital ne devrait aussi se faire que dans des voitures fermées, construites sur l'excellent modèle de celles que la ville de Paris vient d'emprunter à la Belgique. Je ne citerai qu'en passant la nécessité absolue de procéder toujours le plus tôt possible à l'inhumation des individus morts de la variole.

L'assainissement des lieux qui ont été habités par des varioleux est encore une mesure de la dernière nécessité. La destruction des lits et des vêtements qui ont servi à ces malades est une précaution dont la grande utilité est rendue évidente par les travaux du Dr Gibert (de Marseille), qui a constaté avec quelle facilité la variole a été plusieurs fois transportée par des chiffons non désinfectés. Le dépôt dans les chambres d'assiettes de chlorure de chaux, les lavages abondants à l'acide phénique étendu, le blanchissage des murs, la désinfection par l'acide sulfureux, comme elle se pratique dans la marine autrichienne, c'est-à-dire en faisant brûler dans la chambre, parfaitement close, autant de fois 12 grammes de souffre qu'il y a de mètres cubes d'espace à désinfecter, sont des moyens qui sont la plupart du temps insuffisants, si on les emploie séparément, mais qui deviendraient très efficaces si on les employait tous ou presque tous à la fois.

Mais au-dessus de tous ces moyens de préservation, il en est un qui est actuellemment l'objet de nombreuses controverses, le sujet des attaques les plus injustes, et qui cependant triomphe, comme triomphe toujours la vérité : j'ai nommé la vaccine. La question de savoir si le virus variolique et le virus vaccinal, question qui depuis quelque temps a donné lieu à de si intéressantes discussions à l'Académie, sont identiques est d'un ordre trop élevé pour entrer dans le cadre de ce modeste travail.

Je me permets, au moins, de douter de cette identité en me basant sur ces simples considérations que le virus vaccin est inoculable, mais nullement contagieux ; tandis que le virus variolique est contagieux et inoculable ; qu'il résulte d'expériences faites à Lyon qu'après avoir inoculé la variole à des vaches, et avoir pris pour le réinoculer à l'homme le virus auquel avait donné lieu cette transplantation, on a engendré chez l'homme la variole et non la vaccine, tandis qu'en inoculant du virus-vaccin à des vaches et en réinoculant ce virus à l'homme on a obtenu la vaccine légitime, qu'enfin, on a vu souvent, et que j'ai observé moi-même, des sujets vaccinés pendant la période d'incubation de la variole avoir en même temps une variole et une vaccine parfaitement distinctes, et qui se seraient confondues si les deux virus étaient identiques.

Le procédé de vaccination le plus sûr, après l'inoculation directe du cow-pox ou du horse-pox à l'homme, est, sans con-

tredit, la vaccination de bras à bras Sur un millier de vaccinations que j'ai pratiquées depuis trois ans par ce procédé je
n'ai eu que fort peu d'insuccès, tandis qu'il m'est arrivé difficilement de réussir avec du vaccin en tubes ou en plaques.
Ces derniers procédés ne sont bons que pour commencer une
série de vaccinations, et on doit toujours revacciner de bras
à bras les sujets chez qui on a pratiqué sans succès l'inoculation de virus conservé. J'ai vu souvent la vaccination réussir
ainsi chez des sujets qui avaient été réfractaires au vaccin sur
verre, et que j'aurais à tort exposés à la variole si je m'en
étais tenu à la première tentative. Outre la nécessité dans laquelle on se trouve de commencer les séries de vaccinations
avec le vaccin conservé, il y a encore un grand avantage à
pratiquer les premières inoculation avec du vaccin de vache
ou de cheval : on renouvelle ainsi le vaccin, on se met à l'abri
de la dégénérescence de ce virus, mais il est inutile de conti-
nuer la série comme on l'a commencée.

C'est toujours le septième jour après l'inoculation que j'ai
recueilli sur le bras le vaccin que je transmettais ; après cette
époque les boutons de vaccin commencent à contenir du pus
et la réussite est moins sûre. J'ouvrais de préférence les boutons les plus gros, les mieux caractérisés, mais il m'est
arrivé deux ou trois fois, faute d'un bon vaccinifère, d'ouvrir
et d'inoculer de simples boutons de faux vaccin. La première
fois que je fis cette opération, je pris du virus dans un bouton
petit, rouge, acuminé, en un mot, dans un bouton n'ayant
aucun des caractères de la vaccine légitime ; j'étais presque
sûr que ma vaccination ne réussirait pas, et je ne la prati-
quais guère que pour rassurer la mère de l'enfant que je vaccinais : grand fut mon étonnement lorsque je revis l'enfant
sept jours après, et que je le trouvai porteur d'une vaccine
parfaite. J'ai dit plus haut que la varioloïde peut, par contagion, donner la variole : le faux vaccin peut donc de même

donner la vaccine, et il est probable que ce faux vaccin n'est pas absolument dénué de toute propriété préservatrice.

L'immunité conférée par la vaccination est pour moi un fait inconstestable. Dans la petite épidémie que j'ai suivie ici l'an passé et dans les observations nombreuses que j'avais recueillies antérieurement j'ai, en effet, constaté que, sans exception, aucun des sujets que j'ai vu mourir de la variole n'avait été vacciné. Beaucoup de personnes vaccinées ont eu la variole, mais aucune n'en est morte.

Et cependant que de difficultés éprouve le médecin qui veut vulgariser la vaccine ! Que de préjugés le plus souvent absurdes, mais insurmontables, s'élèvent contre ses humanitaires efforts ! La vaccination peut, nous dit-on, transmettre des maladies inoculables, la syphilis surtout. Les exemples de cette dernière transmission sont malheureusement très nombreux, mais il est bien facile de l'éviter en ne se servant comme vaccinifères que d'enfants parfaitement sains, âgés déjà de 1 à 2 ans, et chez qui aucune manifestation syphilitique ne se serait encore montrée. J'ai de plus la conviction qu'on pourrait prendre du vaccin sur un sujet syphilitique et ne transmettre cependant que la vaccine, à la condition de ne pas inoculer la moindre goutte de sang du sujet vaccinifère.

J'ai même à cet égard fait une expérience dans laquelle il s'agit non de la syphilis, mais de la variole et qui me paraît être une preuve de l'innocuité d'une vaccination bien faite, quelle que soit la nature du terrain sur lequel le virus vaccin a été récolté. Je vaccinais au mois d'avril dernier deux petits garçons, l'un de 2 ans et l'autre de 3 ; le jour où ces enfants me furent conduits ils présentaient depuis quelque temps un malaise vague auquel je n'attachai aucune importance. Sept jours après cette vaccination j'allais rappeler à la mère qu'elle devait me rapporter ses enfants et je les trouvais alités et atteints l'un et l'autre d'une variole discrète mais parfaitement caractérisée; tous deux avaient sur chaque bras trois magnifiques boutons de vaccin dont la variole n'avait en rien modifié l'évolution. Je recueillis quelques tubes de ce vaccin qu'on aurait pu croire infecté, et je mis tellement de soin à cette récolte que je ne mélangeai pas au virus la plus petite trace de sang; une heure après, et je n'ai pas besoin de dire que, pratiquée au bout de si peu de temps, la vaccination par les tubes vaut la vaccination de bras à bras, j'inoculai ce vaccin à deux autres enfants qui se portaient très bien; au bout d'une nouvelle semaine je revis ces deux enfants; chez l'un comme chez l'autre la vaccine avait accompli son évolution normale, mais ni l'un ni l'autre n'avait eu le moindre symptôme de variole; je les ai rencontrés plusieurs fois depuis cette vaccination et aucune maladie n'est venue troubler la parfaite santé dont ils jouissaient avant qu'elle ne fût faite.

La crainte de la transmission d'une maladie contagieuse par la vaccination est donc une crainte chimérique puisque, même dans le cas où le vaccinifère est malade, il est si facile de l'empêcher. La vaccination animale est, à ce propos, regardée à tort comme mettant à l'abri de tout danger de ce genre; le vaccin pris sur la vache ou le cheval ne donnera jamais, il est vrai, la syphilis qu'il a toujours, dans les expériences, été impossible d'inoculer aux animaux, mais il pourrait communiquer la morve ou le charbon comme le prouvent les observations que M. Mollière a publiées dans le *Lyon médical*.

Quant à l'époque de l'année qui me paraît être le plus propice à la vaccination, je préfère le printemps ; en été, en effet, il m'a semblé voir plus souvent la vaccine donner lieu à ces éruptions bénignes mais gênantes, à ces érythèmes qu'on a peut-être à tort pris pour la vaccine généralisée; en hiver, la vaccine manque souvent son effet ou sa réussite peut être retardée par le froid, comme je l'ai vu arriver chez des enfants que j'avais, en 1878, vaccinés au mois de décembre et chez qui les boutons ne se montrèrent que dix ou même quinze jours après l'inoculation ou même ne se montrèrent pas du tout.

La vaccination est encore souvent accusée d'avoir engendré la scrofule et les maladies de peau dont les premières manifestations se produisent quelquefois au bout d'un temps plus ou moins long après cette opération, mais il n'y a jamais là qu'une simple coïncidence et nous dirons avec Jaccoud que les personnes qui font de ce hasard un reproche adressé à la vaccine font une application erronée du dangereux axiome : Post hoc, ergo propter hoc.

Pour répondre à quelques uns des préjugés le plus souvent énoncés contre la vaccine je pourrais dire que j'ai vacciné des enfants de tout âge, plusieurs même quinze ou vingt jours après leur naissance ; que j'en ai vacciné pendant que la variole régnait dans le pays ; que j'ai vacciné des enfants qui se trouvaient en plein dans la période aiguë de la dentition, d'autres qui étaient porteurs de ces croûtes d'impétigo qu'on désigne vulgairement sous le nom de croûtes de lait, d'autres enfin qui se trouvaient au moment du sevrage ; que j'ai vacciné des adultes au moment où ils allaient se mettre en route pour un long voyage, des malades pendant qu'ils faisaient une saison de bains de mer dont ils n'interrompirent pas la série pendant l'évolution vaccinale, des femmes pendant leur période menstruelle, des mères enfin pendant qu'elles allaitaient leur enfant et que, dans toutes ces conditions si diverses je n'ai jamais vu un seul accident qui pût être attribué à la vaccination.

Je crois donc pouvoir, avec la presque totalité des médecins sérieux, affirmer que la vaccination est le meilleur et presque le seul moyen prophylactique réellement efficace à opposer à la variole. J'ai la persuasion que si, comme je le disais au début de cet opuscule, cette maladie disparaît un jour de la face du monde, c'est qu'elle aura été vaincue par la vaccine,

et que l'homme qui aura obtenu enfin du gouvernement que
la vaccination obligatoire deviene un article de loi aura rendu
un immense service à l'humanité.

VACCINATIONS ET REVACCINATIONS

GRATUITES

Le Lundi de 2 heures à 4 heures
du 1ᵉʳ Mars au 31 Mai de chaque année.

Cannes, quai Saint-Pierre, 2.

Dʳ. BERNARD.

Paris — Typ. A. PARENT, rue Monsieur-le-Prince, 29-31.

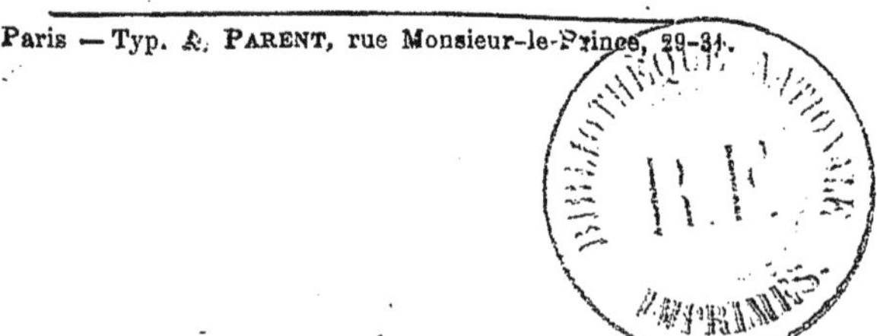